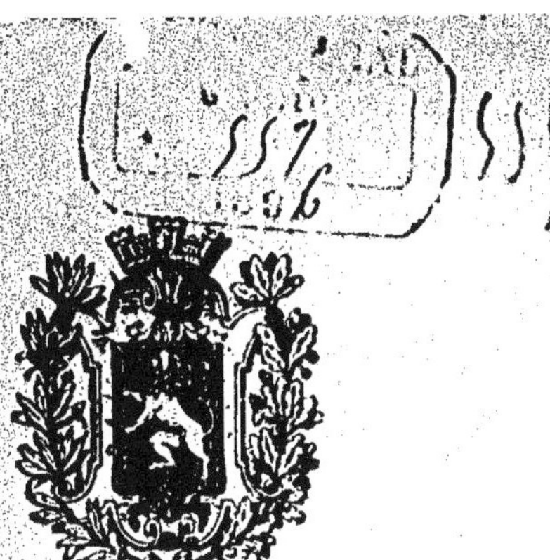

Dr Charles BRISARD

L'ÉTERNUEMENT

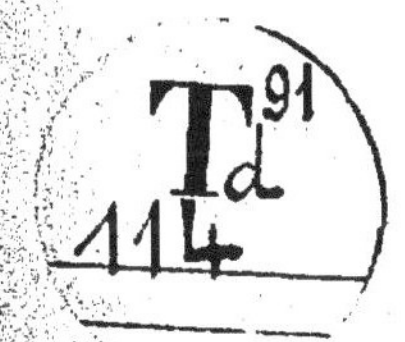

A.-H. STORCK, ÉDITEUR
LYON

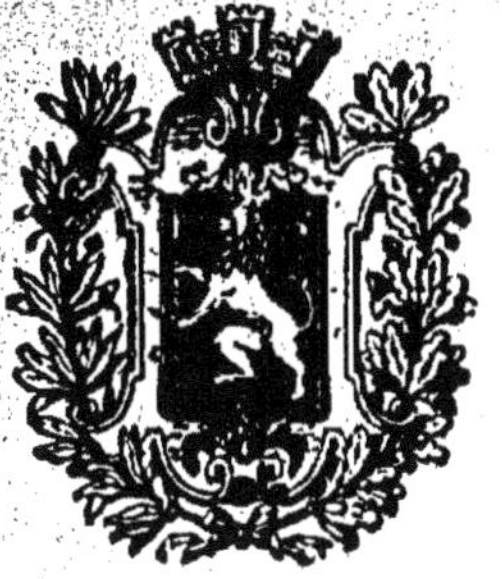

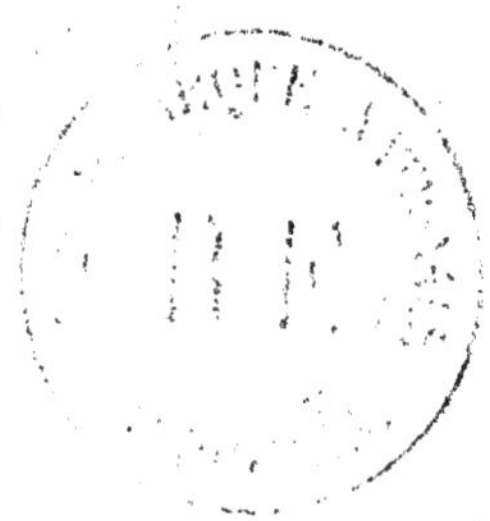

Dr Charles BRISARD

L'ÉTERNUEMENT

A.-H. STORCK, ÉDITEUR
LYON

INTRODUCTION

Cette étude n'est et ne pouvait être qu'une simple monographie. Nous n'avions pas de doctrines à discuter, pas de théories à émettre. Les débats étaient jugés d'avance puisqu'il n'y en avait pas eu, et jamais opuscule n'eut de prétentions plus modestes.

Mais nous avons pris plaisir à recueillir, sur des terrains variés, tout ce qui appartenait à notre sujet, sans pouvoir nous donner d'autre but que de rassembler des choses éparses et les relier harmonieusement entre elles.

Faut-il l'avouer? Ce qui nous avait séduit à la première idée de ce travail, c'était l'étude des mœurs et des coutumes que l'éternuement a fait naître. Ces recherches ont vivement intéressé notre curiosité. Avec quel charme aussi, avons-nous feuilleté les vieux livres jaunis où les médecins de jadis ont déposé leurs enseignements — et que leurs respectables ombres nous pardonnent si parfois notre jeunesse a souri de leurs discours.

Nous devons nos meilleurs remerciements à M. le professeur Lacassagne, et pour les conseils dont il nous a honoré, et pour ce qu'il nous a appris à connaître. Au delà du seuil de l'hôpital, il nous a montré l'organisme humain aux prises avec l'organisme social. Que notre maître reçoive ici l'expression de notre reconnaissance respectueuse.

Merci également à tous ceux qui ont facilité notre tâche, à tous ceux enfin auprès desquels nous avons trouvé un favorable et bienveillant accueil.

CHAPITRE PREMIER

—

Physiologie

L'éternuement est un mouvement réflexe respiratoire d'origine nasale. Il se décompose en deux temps,
une inspiration suivie d'une expiration. L'irritation
d'un point de la muqueuse nasale, transmise au centre
réflexe correspondant, provoque une inspiration lente,
soutenue, profonde, qui s'accompagne d'une sensation
de chatouillement et de larmoiement. Brusquement
l'expiration se produit, chassant avec force une grande
quantité d'air à travers la glotte. A ce moment la base
de la langue s'élève, le voile du palais s'abaisse, de
manière à fermer l'isthme du gosier, et l'air, forcé de
pénétrer à travers les ouvertures postérieures des
fosses nasales, les parcourt avec un bruit caractéris-
tique, entraînant les mucosités sécrétées sur son pas-
sage. Mais là ne se bornent pas les phénomènes. Le
centre réflexe a en effet transmis aux centres réflexes
voisins l'excitation qu'il vient de recevoir. Immédia-

tement, un certain nombre d'organes fonctionnels réagissent, et l'on a cet écoulement de larmes, ce flux nasal, ces mouvements du visage, des épaules, des bras, de la poitrine, tout cet ensemble de phénomènes accessoires qui complètent l'éternuement.

Cette association des mouvements est telle qu'on voit des hémiplégiques agiter, en éternuant, leurs membres paralysés en même temps que leurs membres sains.

Ces divers mouvements ont d'ailleurs pour but de favoriser l'action des muscles qui doivent rétrécir le thorax et donner à l'expiration finale le maximum de force.

L'éternuement, acte réflexe, est donc aussi acte d'effort. Il a comme on le voit de grandes analogies avec la toux. Il en diffère en ce que l'expiration se fait par les fosses nasales. Éternuer, c'est tousser par le nez.

Tel est, à part les différences individuelles dans la forme et le bruit, car chacun éternue un peu à sa manière, le mécanisme général de l'éternuement. On éternue à tous les âges. Cependant les très jeunes enfants éternuent davantage. C'est leur moyen de se moucher. Ils expulsent ainsi les mucosités qui encombrent leurs cavités nasales. Les vieillards, par contre, éternuent rarement. Leur sensibilité est en effet émoussée. Ils réagissent moins aux excitations extérieures.

Les excitations qui produisent l'éternument sont directes et indirectes. Directes, c'est le plus souvent le contact, avec la muqueuse nasale, de corps étrangers, de grains de poussières, de poudres quelconques, de vapeurs, de sécrétions locales trop abondantes, ou trop irritantes.

L'éternument apparaît ainsi avec son véritable rôle. Avant tout, c'est un mouvement de défense, tout entier dans la brusque expiration de la fin, qui tente de chasser des fosses nasales le corps irritant.

Cependant, comme l'a remarqué Bichat (*Anatomie descriptive*, tome II), il faut un mode d'excitation tout spécial de la muqueuse. Il faut que l'excitation soit légère. Un corps dur qui touche la pituitaire et l'instrument tranchant qui la divise ne produisent que la douleur sans l'éternument, et même si l'excitation est trop intense, au lieu d'un mouvement brusque, on peut observer un arrêt respiratoire. Tous les rhinologistes savent que jamais le cathétérisme des fosses nasales ne produit l'éternuement. Au contraire, l'électrolyse de ces mêmes cavités, c'est-à-dire l'excitation légère de la muqueuse nasale, puisqu'on ne dépasse guère 15 à 20 milliampères, provoque souvent des réflexes violents qui gênent beaucoup l'opérateur.

L'éternuement dit sympathique est provoqué par des causes indirectes : la lumière, le refroidissement des pieds, des malaises d'origine gastrique et intestinale, ainsi que certaines excitations génitales (*Amatus Lusitanus*). Sous ces diverses influences, la muqueuse nasale se congestionne et le réflexe a lieu.

Les centres psychiques exercent une action très

nette sur l'éternuement et souvent une action d'arrêt. D'après Ch. Richet *(Physiologie des muscles et des nerfs)*, une volonté ferme, l'attention empêchent l'éternuement de se produire. Cette dernière observation se rapporte surtout au réflexe déterminé par une irritation mécanique, une titillation de la muqueuse. Quand il s'agit d'une irritation chimique (sécrétion irritante) l'influence de la volonté est singulièrement diminuée. Il suffit de rappeler les efforts de volonté dépensés en vain pour prévenir les éternuements quand ils se suivent par séries.

A citer en regard le cas d'un jeune homme qui ne pouvait avoir une idée érotique sans être pris d'éternuements (thèse Lafforgue : *Névroses réflexes d'origine nasale*, Bordeaux).

D'assez nombreuses recherches ont été faites pour fixer le point de départ de ce réflexe respiratoire. Nous citerons celles de MM. François Franck, Sandmann, Baraboux, et particulièrement celles de MM. Wertheimer et Surmont. Les expériences ont porté sur le chien, le chat et le lapin. Elles consistent généralement à mettre à nu un côté de la muqueuse, et y porter l'agent excitant quelconque, François Franck *(Névroses réflexes d'origine nasale, Archives de Physiologie)*, a obtenu l'irritation de la muqueuse par de nombreux procédés : simple contact d'instruments mousses, frictions légères avec petits tampons de ouate, piqûres fines, courants électriques, continus et induits, de force variable, mouchetures très superficielles avec un cautère galvanique très fin, applications de gouttelettes de solutions caustiques, jets de vapeurs irritantes d'ammoniaque, de chloroforme, d'acide sulfureux, etc. Dans tous les cas, le réflexe n'a plus lieu si on badigeonné la zone sensible avec une solution de cocaïne.

Sandmann (communication à la *Société de Physiologie* de Berlin, 1887) conclut de ses recherches que le réflexe de l'éternuement a lieu par l'intermédiaire du nerf ethmoïdal (rameau ethmoïdal du nerf nasal). Il a expérimenté sur le chat. L'excitation de ce rameau dans l'orbite produit le réflexe. Si on le sectionne, le réflexe ne peut plus être obtenu. Enfin, l'excitation du nerf sphénopalatin n'a amené l'éternuement que deux fois et d'une manière peu énergique.

MM. Wertheimer et Surmont (communication à la *Société de Biologie*, 1888) confirment et développent ces résultats. Ils ont repris les expériences de Sandmann. Chez trois chiens, l'excitation du nerf ethmoïdal dans l'orbite a provoqué l'éternuement — chez tous les trois aussi, sa section a aboli complètement le réflexe.

Le point de départ de leurs recherches personnelles a été cette constatation fortuite que les électrodes d'un courant induit de moyenne intensité appliquées sur les lobes olfactifs dans la fosse ethmoïdale, provoquaient un mouvement d'éternuement.

Deux questions se présentaient alors : ou bien le courant agissait par diffusion sur la muqueuse nasale, par l'intermédiaire des organes qui traversent la lame criblée de l'ethmoïde, ou bien l'excitation des lobes olfactifs eux-mêmes était la cause du phénomène observé.

Ils éliminèrent rapidement la diffusion du courant : ayant détruit la muqueuse qui tapisse la lame ethmoïdale et constaté que cette région était inexcitable, ils obtinrent malgré cela le réflexe en portant les électrodes dans la fosse ethmoïdale. Restait la seconde opinion à laquelle ils se rattachèrent « hypothèse d'autant plus légitime que d'après Ferrier certaines zônes de l'écorce président à des mouvements réflexes, appropriés à l'olfaction, et que d'autre part, suivant Broca, chez les animaux osmatiques, le lobe olfactif est uni directement par une racine spéciale aux centres bulbo-médullaires de la respiration qui entrent en jeu dans l'éternuement. »

Mais d'autres expériences démontrèrent bientôt que cette opinion était erronée.

Ils pratiquèrent la double section intra-crânienne du trijumeau pour s'assurer qu'il n'y avait pas diffusion du courant à des filets quelconques de sensibilité générale. Contrairement à leurs prévisions, l'excitation soit du lobe olfactif, soit de la pituitaire, ne put produire le réflexe.

Il fallait donc admettre que le courant agissait par diffusion sur le nerf ethmoïdal qui passe sous le lobe olfactif avant de pénétrer dans les fosses nasales.

« Il n'est peut-être pas inutile de faire ressortir, disent à ce propos MM. Wertheimer et Surmont, l'absence de toute réaction réflexe à la suite de l'excitation soit des nerfs, soit des lobes olfactifs, quelque intense qu'elle soit. Et puisque l'excitant électrique, appliqué à ces organes, détermine très probablement, d'après la physiologie générale des appareils nerveux sensoriels, des sensations olfactives, on est en droit d'admettre que les odeurs fortes ou désagréables ne peuvent par elles-mêmes donner lieu à l'éternuement, et que ce mouvement est un réflexe défensif pour la respiration seulement et non pour l'olfaction. »

MM. Wertheimer et Surmont constatèrent ensuite à l'autopsie que dans leurs sections intracrâniennes du trijumeau chez le chien, ils n'avaient intéressé que la branche ophthalmique — à cause de la difficulté opératoire — et que cette section seule de la branche ophthalmique avait suffi pour abolir le réflexe, tout aussi bien du côté de la muqueuse pituitaire que de la fosse ethmoïdale.

Dans de nouvelles expériences, ils se bornèrent à sectionner la branche ophthalmique seule, au point où elle va pénétrer dans le sinus caverneux. Si alors, on appliquait des électrodes dans les fosses nasales, ou si chatouillait la muqueuse nasale, l'animal s'agitait et criait, le maxillaire supérieur étant intact, mais n'éternuait plus.

C'est donc bien la branche ophthalmique, qui, par son rameau nasal interne, ou ethmoïdal, représente la voie centripète normale du réflexes de l'éternuement.

MM. Wertheimer et Surmont ont démontré également le mécanisme des éternuements d'origine oculaire.

Certaines personnes, en effet, ne peuvent regarder une vive lumière sans ressentir une sensation de chatouillement dans les fosses nasales, suivies aussitôt d'éternuements.

D'autre part, on sait que certaines formes de kératite superficielle, s'accompagnent d'éternuements répétés dès qu'on entr'ouvre les paupières du malade.

Dans ces deux cas, l'œil est évidemment le point de départ du réflexe. L'opinion classique admet que la lumière agit alors sur la rétine. Mais l'excitation du nerf optique ou de la rétine, n'a jamais déterminé expérimentalement le réflexe en question.

Il est au contraire tout naturel de supposer étant donné que le nerf nasal d'où provient l'ethmoïdal, fournit aussi les filets sensibles à la cornée, que c'est l'excitation de ces nerfs ciliaires qui entre en jeu dans les cas d'éternuement d'origine oculaire.

Déjà Gall *(Anatomie et Physiologie du système nerveux)* voulait trouver dans l'expansion du trijumeau à la fois dans le nez et dans l'œil la raison de l'éternuement occasionné par une lumière très vive.

MM. Wertheimer et Surmont ont vérifié cette hypothèse par des expériences concluantes.

Ils ont introduit des fils métalliques dans les couches superficielles de la cornée d'un certain nombre de chiens. Or l'un de ces animaux a été pris aussitôt d'accès d'éternuement qui ont persisté assez longtemps. Ils ont alors sectionné les nerfs ciliaires, et n'ont pu reproduire le réflexe.

Un cas clinique est venu confirmer les résultats de MM. Wertheimer et Surmont, Voici leur observation publiée dans le *Bulletin médical du Nord*, août 1888.

Il s'agissait d'une jeune fille qui présentait des granulations conjonctivales des deux côtés avec kératite panneuse double compliquée de photophobie et de blépharospasme. Dès qu'on essayait de lui entr'ouvrir les paupières, de violents accès d'éternuements se produisaient, empêchant toute tentative thérapeutique.

MM. Wertheimer et Surmont, sous l'influence de leurs idées théoriques, pensèrent que la cocaïne appliquée à la surface de la cornée amènerait et l'anesthésie de cette membrane et la suppression du réflexe. Ils ordonnèrent alors des instillations d'une solution avec : cocaïne 20 centigr. — Eau distillée 6 gr. — Liqueur de Van Swieten 10 gr. — On put dès lors ouvrir et renverser les paupières pour les cautériser sans crises d'éternuements.

La cocaïne, ainsi appliquée, n'avait pu avoir qu'une action toute locale, et non agir sur la rétine, comme dans les expériences d'Arloing et Laffont où, injectée dans les veines, elle produisait non seulement l'anesthésie des nerfs de sensibilité générale, mais encore celle des appareils terminaux sensoriels, de la rétine en particulier.

Les nerfs ciliaires représentent donc le point de départ du réflexe d'origine oculaire.

Le mécanisme de ce réflexe est intéressant.

C'est un phénomène de synesthésie, délicatement analysé par MM. Wertheimer et Surmont. « L'excitation des nerfs ciliaires, arrivant au centre, réveillera dans certains cas l'activité des éléments nerveux, évidemment très voisins, auxquels aboutissent les filets de l'ethmoïdal. De là, la sensation rapportée à la périphérie, c'est-à-dire à la région de la muqueuse où se distribuent ces filets, de là enfin l'éternuement. Aussi les personnes qui éternuent sous l'influence d'une vive lumière accusent-elles constamment une sensation de chatouillement dans les fosses nasales. Les relations d'origine des nerfs ciliaires avec le nerf de l'éternuement, le rameau ethmoïdal, nous expliquent donc, d'une façon très satisfaisante, ce fait, singulier au premier abord, d'une excitation des membranes de l'œil donnant naissance à un réflexe respiratoire. Elles nous expliquent aussi pourquoi on ferme les yeux en éternuant. En effet par une synesthésie en sens inverse, l'excitation, qui part habituellement du nerf ethmoïdal, se répercute pour ainsi dire sur les nerfs sensibles de la cornée, d'où occlusion des paupières. »

On sait d'autre part que Claude Bernard et Castorani ont montré que la photophobie est due à l'excitation des nerfs ciliaires.

M. Féré, dans une communication à la Société de Biologie 1890, croit pouvoir assigner un autre mécanisme à certains cas d'éternuements provoqués par des excitations lumineuses.

Pour lui c'est encore l'irritation de la pituitaire qui joue le principal rôle et elle serait obtenue par l'arrivée dans les fosses nasales d'une certaine quantité de larmes. Il fait remarquer qu'entre l'excitation lumineuse et la secousse respiratoire, il se produit un intervalle assez long, pendant lequel on a le temps de percevoir un chatouillement nasal qui correspond à l'arrivée des larmes.

Il a fait des expériences sur lui-même : « Etant pourvu d'un coryza au début qui me mettait dans des conditions favorables à la production du réflexe, je me suis exposé à la lumière du soleil, après avoir luxé en dehors les quatre points lacrymaux à l'aide de serrefines. J'ai vu que l'éternuement ne se produisait pas, les yeux étaient baignés de larmes. Peu de temps après l'enlèvement des serrefines, il se produit un chatouillement dans les narines, puis l'éternuement ; l'excitation lumineuse avait cessé avant l'enlèvement des serre fines. »

Et il conclut ainsi :

« L'éternuement provoqué par les excitations lumineuses est le résultat d'une double action réflexe :

« 1° Sécrétion lacrymale provoquée par l'excitation locale ;

« 2° Eternuement provoqué par l'écoulement des larmes dans les cavités nasales. »

Une remarque suffit pour enlever toute valeur générale à cette théorie, qui ne peut guère s'appliquer qu'au cas précédent. Dans le cas clinique de MM.

Wertheimer et Surmont, la cocaïne n'a point agi sur la sécrétion lacrymale ; les larmes, et il y avait un larmoiement intense, pouvaient continuer à s'écouler dans les fosses nasales, et cependant le réflexe a été aussitôt aboli par l'anesthésie de la cornée.

La théorie de l'excitation des nerfs ciliaires permet au contraire de s'attacher à la généralité des faits. Plus séduisante, elle a aussi le mérite d'être plus simple.

CHAPITRE II

—

Pathologie

A tout seigneur, tout honneur. Le chapitre de la pathologie de l'éternuement devait bien commencer par la maladie la plus fréquente et la plus banale, ce premier degré de l'échelle morbide qui est le rhume de cerveau, appelé, dit-on, coryza par les médecins pour tenter au moins quelque chose contre lui.

C'est l'éternuemont qui, en effet, nous avertit de sa désagréable apparition. En même temps qu'un léger malaise, de la pesanteur de tête, le malade éprouve une sensation de sécheresse, puis d'obstruction nasale, puis enfin de fourmillement dans les fosses nasales, et l'éternuement arrive. Les éternuements éclatent en général par série de deux ou trois, quelquefois même sous forme d'accès très violents qui ne contribuent pas peu à la céphalée dont souffre le malade. Dès que les accès d'éternuements, qui redoublent à la moindre impression de froid, ont apparu, le nez se met à

couler. Il y a trève pendant le sommeil. Mais le lende-
main, le malade se réveille avec la gorge et la bouche
sèches, et à peine est-il levé que la rhinorrhée et la
tendance aux éternuements reparaissent de nouveau.
Les éternuements cessent au bout de trente-six ou
quarante-huit heures, au moment où la rhinorrhée
séreuse fait place à une sécrétion nettement muco-
purulente.

L'éternuement accompagne le coryza de la rougeole.
Il signale aussi l'envahissement de la muqueuse nasale
par les pustules de la variole, et les membranes de la
diphtérie. Il est à noter que chez les enfants, l'éternument après une quinte de toux est un bon signe de
coqueluche. D'ailleurs des accès d'éternuements peuvent remplacer les accès de toux de la coqueluche.

Si, déjà dans le rhume vulgaire, certains sujets
présentent une susceptibilité toute spéciale, en particulier les arthritiques, les lymphatiques et les nerveux,
qui éternuent plus volontiers que les autres, nous
voyons s'accentuer ces prédispositions morbides dans
la curieuse affection qui a reçu le nom d'asthme des
foins. C'est le *hay-fever* des Anglais, la rhinobronchite
spasmodique de Guéneau de Mussy, appelée encore
rhinite hyperesthésique périodique par Sajous. Morell-
Mackenzie la définit : « une affection particulière de
la muqueuse des fosses nasales, des yeux et des voies
aériennes, donnant naissance au catarrhe et à l'asthme
et produite à peu près exclusivement sous l'influence
du pollen des graminées, ne survenant par conséquent
que lorsque ces dernières sont en fleurs. »

Dans sa forme catarrhale, là fièvre des foins consiste en des accès d'éternuements répétés, parfois très violents, s'accompagnant d'une sensation extrêmement pénible de démangeaison, soit à l'angle interne de l'œil, soit dans le nez ou à la fois sur la conjonctive et la pituitaire. L'accès a une durée variable, de quelques heures à plusieurs jours avec des intermittences. Quelquefois ces accès d'éternuements peuvent être remplacés par des accès d'asthme qui constituent la forme asthmatique dont nous n'avons pas à donner ici la description.

La prédisposition individuelle, avons-nous dit, joue dans l'étiologie du rhume des foins un rôle considérable. C'est une affection à peu près spéciale à la race blanche, atteignant principalement les citadins, et, parmi eux, les gens des classes instruites et élevées de la société. Ces sujets sont des nerveux ou des neuro-arthritiques héréditaires. Ce sont le plus souvent des hommes, des adultes, rarement des enfants. On trouve parfois plusieurs individus d'une même famille affectés de cette maladie. Dans la très grande majorité des cas, pas de lésions nasales.

Il reste démontré actuellement que le pollen des graminées est l'agent direct de l'affection. C'est Ellioston qui soupçonna cette influence en 1831 et Blacklay, de Manchester (Blacklay, *Hay-Fever*), qui, en 1873, démontra expérimentalement l'hypothèse d'Ellioston. Il fit remarquer qu'en Europe, le rhume de foin est une maladie saisonnière, des mois de mai, juin, juillet, époque de la floraison des diverses graminées, époque à laquelle 95 % du pollen en suspension dans l'air appartient à des graminées. Il établit que les inhalations de pollen produisaient toujours sur sa propre personne les symptômes caractéristiques de la fièvre de foin, que chez lui et sur d'autres personnes, l'intensité des symptômes était en raison directe de la quantité du pollen en suspension dans l'air, enfin que la chaleur, la lumière, les substances odorantes de l'ozone ne suffisaient pas à déterminer un accès de fièvre de foin.

En Amérique, la fièvre de foin sévit principalement en août et septembre, époque à laquelle la floraison des graminées est terminée, mais où fleurit abondamment une plante de la famille des Composées, l'absinthe romaine (*ambrosia artemisiæ folia*). Un médecin américain, Wyman, avait dû, pour échapper à l'affection, se réfugier dans les régions des montagnes où cette plante ne pousse pas, et il rapporte que son fils et lui étaient pris d'un accès chaque fois que l'on ouvrait devant eux un paquet de ces feuilles.

Chez beaucoup d'habitants des environs de Paris qui rentrent à la campagne, les accès de fièvre de foin éclatent en chemin de fer, dès que le train traverse les premiers champs cultivés.

Le pollen possède-t-il, selon l'opinion de Morell Mackenzie, « une action irritante spéciale » ? ou bien, d'après Cornil et avant lui Hemholz, le pollen n'est-il que le véhicule de certains microorganismes pathogènes ? La question n'est pas encore élucidée.

Le traitement de la fièvre des foins consiste, d'après Ruault, en badigeonnages de cocaïne à 1/5, en pulvérisations, en antinévralgiques, et surtout l'antipyrine, associés au traitement thermal arsénical, Bourboule ou Mont-Dore.

Dans l'asthme vulgaire (Traité de médecine), on voit souvent un coryza instantané être le point de départ de l'accès. C'est un coryza extrêmement violent, avec des éternuements répétés, par série de cent quelquefois. C'est le plus souvent même le matin que l'on observe ce coryza. Il peut précéder immédiatement l'accès, parfois même le remplacer. L'accès d'asthme est alors tout entier dans une crise d'éternuments.

Trousseau, dans ses cliniques, en cite de nombreux exemples : « Combien de fois, ajoute-t-il, à des individus affectés de ces étranges coryzas, et qui n'avaient jamais éprouvé du côté de l'appareil respiratoire aucun accident qui pût légitimer mon diagnostic, ne m'est-il pas arrivé de prédire que tôt ou tard ils auraient de l'asthme, et revoir à quelque temps de là ces mêmes individus revenir me dire que mes prévisions étaient réalisées. »

Il est une étude très en faveur aujourd'hui : c'est celle des névroses réflexes d'origine nasale. Laissant de côté les cas d'asthme essentiel provoqués par des lésions nasales et disparaissant avec ces lésions, nous rattacherons à ces pseudo-névroses les cas d'éternuments spasmodiques, assez fréquents, mis autrefois entièrement sur le compte de la névropathie.

Les expériences de François Franck, citées plus haut, expliquent la production de ces névroses, en établissant que les lésions pathologiques de la muqueuse pituitaire augmentent son hyperexcitabilité réflexe, chez des sujets prédisposés, de souche nerveuse ou arthritique.

Les observations d'éternuements spasmodiques occasionnés par des lésions nasales sont nombreuses. Ces lésions sont le plus souvent la rhinite hypertrophique, principalement la tuméfaction des cornets, quelquefois des polypes. D'après Baratoux (*Revue mensuelle de laryngologie*, 1885), le contact plus ou moins permanent des cornets hypertrophiés contre la partie postérieure de la cloison, serait la cause de ces phénomènes paroxystiques.

Sommerbrodt (Thèse Lafforgue, Bordeaux) cite le cas d'un homme qui était pris à peu près tous les matins de nombreux accès d'éternuements se succédant 15 à 20 fois. Ces accès épuisaient le malade qui maigrissait, pâlissait et présentait même quelques troubles psychiques. Sommerbrodt, à l'examen des fosses nasales, constata une congestion et une tuméfaction des cornets. La cautérisation de ces cornets fit cesser tous les accidents.

Sur 8 cas ainsi traités, Sommerbrodt a obtenu 6 guérisons complètes et 2 améliorations. Hack a cité un certain nombre de guérisons analogues. Schaëffer a traité 7 cas avec succès. Depuis lors, Cartaz, Schmiegelow, et d'autres, ont publié d'intéressantes observations.

Romberg (Féré, les Eternuments névropathiques, *Progrès médical*, 1885) cite même une femme qui eut des accès d'éternuements pendant quatre ans, à la suite d'une chute sur la tête. On trouva à l'autopsie une altération du névrilemme de la 3e branche de la 5e paire.

M. le docteur Humbert Mollière, de Lyon, nous a raconté l'histoire d'un homme qui, recevant une balle de revolver dans la région occipitale, fut pris d'un accès d'éternuements avant de tomber sur le sol. A l'autopsie, on trouva la balle dans la fosse ethmoïdale comprimant le bulbe olfactif.

Cet autre exemple de Sommerbrodt montre bien qu'indépendamment de la lésion nasale, un certain terrain névropathique est utile au développement de cette affection. Il s'agit d'un grand chasseur, atteint d'accès d'éternuements spasmodiques toutes les fois qu'il avait tué et dépouillé un chevreuil. Cet homme avait eu autrefois une fracture du nez et l'inspection de son cornet inférieur révéla une muqueuse rouge recouvrant une saillie molle et dépressible. On cautérisa au galvanocautère et l'on obtint une parfaite guérison.

Trifiletti (*Névroses réflexes d'origine nasale*) rapporte aussi une intéressante observation à cet égard. C'est une femme nerveuse, à tendances mélancoliques et souffrant de douleurs vagues, qui se plaint surtout de crises d'éternuements fort bizarres et fort pénibles. Au moment où, après avoir ressenti le chatouillement nasal provocateur, elle fait la grande inspiration du début, elle est prise d'un spasme violent, pousse un cri d'épouvante, suffoque, puis brusquement s'arrête là sans aboutir à la secousse d'expiration bruyante terminale. A l'examen local, on trouve un peu de catarrhe naso-pharyngien dont la guérison, par une médication banale amène la cessation des accidents.

Ainsi donc, la plupart de ces cas d'éternuements spasmodiques, favorisés, il est vrai, par une prédisposition morbide, sont sous la dépendance d'une lésion nasale. Il est toutefois des cas irréfutables d'éternuements purement névropathiques.

Une observation de Salis-Cohen (Thèse Lafforgue) nous servira de transition pour passer des premières aux secondes.

C'est l'histoire d'une malade âgée de 28 ans, atteinte de crises d'éternuements incoercibles avec larmoiement et dyspnée qui se présenta à Salis-Cohen avec l'idée préconçue qu'elle allait être guérie par la cautérisation galvanique. C'était une hystérique avérée avec des stigmates les plus nets. Le larynx, le pharynx étaient normaux, les cavités nasales régulières et saines. Mais il existait dans la fosse nasale gauche, sur la cloison, une zone très sensible qui, touchée par la sonde, détermina une violente douleur et tous les prodromes de l'accès, mais non l'accès lui-même. Salis-Cohen essaya inutilement la cocaïne, la valériane, le bromure. Mais la malade se trouva complètement guérie au bout de deux ou trois séances d'électrisation avec pôle + dans la narine gauche, pôle — sur la joue.

Ici la lésion nasale, c'est cette zone hystérogène située sur la cloison, zone d'hyperesthésie, point de départ de la crise.

Au contraire, mais dans le même ordre d'idées, Ruault (*Traité de médecine*) a observé un homme atteint d'anesthésie hystérique en îlots qui présentait une anesthésie très accentuée du pharynx, de l'épiglotte et des fosses nasales, en même temps que des accès d'éternuements névropathiques. Cet homme éternuait le matin 80 ou 100 fois de suite, et cependant en dehors des accès on pouvait promener un stylet sur la muqueuse nasale sans provoquer autre chose qu'une sensation très obtuse de contact. Aucun traitement ne put améliorer cet état.

Charcot, dans une de ses leçons du mardi, a présenté une jeune fille hystérique atteinte de cette affection, et dont l'histoire est racontée tout au long par Souza-Leite daas les *Archives de neurologie*, 1885. Cette malade présentait des crises nerveuses avec toux, rire et éternuements convulsifs, précédées d'une aura. L'attaque variait dans ses formes. Tantôt elle débutait par un accès de rire convulsif suivi d'attitude en arc de cercle, puis d'éternuements, puis de rire; tantôt l'arc de cercle commençait, puis l'éternuement, etc. On comptait 39 à 40 éternuements par minute. Du 20 octobre au 12 novembre, elle eut 16.195 éternuements par accès.

Dans un cas de Mosler, cité par Féré, on compta jusqu'à 50.000 éternuements en trois jours.

Brodie (Féré, Eternuements névropathiques) rapporte

l'histoire d'une jeune dame sujette à des accès d'éternuements, suivis de flux nasal, alternant avec d'autres
crises de flux nasal, ou d'attaques franchement hystéo
riques.

A ranger aussi dans la classe d'éternuements névropathiques le « coryza des roses » dont parle Morell
Mackenzie (*American Journal of the Medical Society*,
1886). Certains sujets ne peuvent, paraît-il, approcher
d'une rose ou en sentir l'odeur, sans être pris de tous
les accidents de la rhinobronchite spasmodique.

L'influence psychique joue évidemment ici un rôle
capital. Car, chez un malade très nerveux, Morell
Mackenzie put provoquer une attaque typique, au
moyen d'une rose artificielle, parfaitement imitée,
prise pour une fleur naturelle.

Lee (*Medical Press and Circ. 1889*) cite des
accès d'éternuements alternant avec des bâillements
hystériques.

Marie (Dans le *Progrès Médical* 1888) a relaté
« une ancienne observation d'éternuements névropathiques dans l'hystérie ». C'est une observation prise
par John Bergius à Stokolm en 1772 d'un « éternuement
violent guéri par le quina ». Les remarques fort justes de
John Bergius démontrent à merveille la nature hystérique de ces éternuements, phénomènes d'aura, mode
d'apparition par paroxysmes et à heures régulières, etc.
« On la fit saigner, on lui mit des vésicatoires entre les
épaules, des décoctions de tamarin avec feuilles de
séné... Le kinkina fit cesser l'éternuement. » Relevons

encore une autre analogie, dit P. Marie, cette tendance des manifestations hystériques à se laisser guérir par le médicament à la mode: c'était alors le quinquina... Combien d'autres depuis! »

Il est probable que l'on doit faire entrer dans cette catégorie d'éternuements névropathiques ce cas cité par Double (*Séméiologie*, 1817) « d'un berger qui faisait sa boisson habituelle de la bière, et fut attaqué d'un éternuement assez violent qui se réitérait pendant le jour dix à douze fois par heure et quelquefois durant la nuit. Au bout de dix ans, fatigué de cette indisposition qui n'avait pas cessé, il prit deux grains d'émétique et fut guéri. Mais, ayant continué à faire usage de la bière, il fut obligé de recourir habituellement à l'émétique tous les trois mois ». Et Double ajoute « Il s'agissait de changer le siège de l'irritation en en déterminant une plus forte ailleurs, c'est ce qu'a fait l'émétique, et qu'auraient vraisemblablement opéré de même, aux avantages de la secousse près, un excitoire, l'usage habituel des frictions..., etc. »

Après avoir vu l'éternuement, symptôme de maladies, en constituer d'autres à lui tout seul, nous pouvons le considérer maintenant comme source d'accidents.

La note, à vrai dire, est donnée par les médecins d'autrefois, qui semblent l'accuser à cet égard de quelque vertu particulière, alors qu'il n'est responsable de ces désordres physiologiques que parce qu'il est aussi un acte d'effort.

D'après Albrechts (*Ephémérides des Curieux de la nature*, 1687), la mort elle-même peut résulter de l'éternuement. Il raconte qu'un jeune enfant, chez lequel la sternutation se renouvelait plus de cent fois par jour, finit par en mourir.

Bonet, Lancisi (*De subita [morte*), font mention d'accidents du même genre dont nous n'avons pu malheureusement contrôler l'authenticité.

Fabrice de Hilden (Double), rapporte qu'un jeune homme de 16 ans, qui se faisait éternuer à volonté, perdit brusquement la vue à la suite d'un éternuement. Il la recouvra au bout de quelques jours à la suite de l'application d'un séton à la nuque et de ventouses entre les deux épaules.

On accuse encore l'éternuement de faire avorter les femmes grosses, de déterminer les hernies, etc., en somme tous accidents imputables à l'effort qui favorise les congestions et ruptures vasculaires.

Aussi, nous contenterons-nous de relever sans commentaires cet exemple de luxation du cristallin rapporté par Hogg dans *The Lancet* de 1860, et ces trois cas de fracture de côte, cités par Mazeihlé (Thèse Paris 1882), survenus à la suite d'efforts d'éternuements.

La pathologie de l'éternuement est donc plus étendue qu'on ne le croirait tout d'abord, ce qui prouve qu'il n'est pas jusqu'aux moindres phénomènes de l'organisme qui ne puissent évoluer pour multiplier les causes et les espèces de maladies.

CHAPITRE III

Séméiologie

On chercherait en vain dans les pathologies générales d'aujourd'hui l'étude de l'éternuement comme signe de maladie et moyen de pronostic. Pourtant les médecins d'autrefois y attachaient une grande importance. Non absorbés comme nous par les recherches de la science expérimentale, étrangers au laboratoire, vivant pour ainsi dire dans le plein air de la simple observation clinique, ils concentraient leur attention sur les moindres détails de la machine humaine et notaient religieusement les phénomènes les plus fugitifs pour les interpréter en de longs et solennels discours. Il est curieux de voir avec quelle ardeur ils scrutaient surtout les moyens de pronostic. Avant tout le médecin était l'homme de l'art dont la grande habileté était de prévoir. Prévoir, c'est presque prédire, le médecin continuait le devin des vieux temps et rendait des oracles.

On avait si bien étudié l'éternuement, pesé sa valeur et déterminé son essence, qu'on le faisait entrer dans les différents cadres nosologiques très en honneur à cette époque. C'est ainsi que Sauvages en fait le genre II de l'ordre I de sa classe V consacrée aux essoufflements. Linné le place dans son genre CLIV, ordre I, classe VIII. Baumes (*Traité élémentaire de nosologie*, 1806), le range dans la 6e espèce de son genre clonisme qui est le XXIII de sa classification.

« La sternutation, dit Double, dans sa Séméiologie de 1817, est un symptôme des affections catarrhales en général : fièvre scarlatine, rougeole, petite vérole, affections hystériques, dans toutes les maladies qui déterminent une irritation essentielle ou symptomatique sur les poumons et le diaphragme, — pustules, ulcères et chancres du nez, affections vermineuses en général, principalement quand les tissus frontaux renferment des vers. »

Considérée comme élément de pronostic, la sternutation « est un signe lumineux de l'état actuel des forces vitales », en même temps qu'elle constitue un moyen d'excrétion de l'organe pulmonaire à qui cette secousse est souvent fort utile.

L'éternuement est donc de bon augure dans les ophtalmies et otalgies, dans les cas de flux menstruel difficile ou retardé, à la fin des affections catarrhales, dans l'hystéricie et dans les accouchements laborieux. On a vu l'éternuement provoquer la sortie du placenta. Hippocrate lui rend hommage à cet égard dans ses aphorismes :

Mulieri ab uterina passione vexatæ aut difficulter parienti, sternutatio supervenient bonum.

L'éternuement annonce souvent la fin d'une attaque de nerfs. Forestus (*Disertatatio de sternutatione*, 1688) cite un cas où un hoquet des plus tenaces, né au cours d'une fièvre intermittente, ne céda qu'à des sternutations spontanées et fréquentes. Hippocrate l'avait d'ailleurs vu depuis longtemps.

A singultu detento, sternutationes supervenientes solvunt singultum.

De là ces deux vers « bien connus » alors, paraît-il :

> *Tollere singultum sternutamenta, Platonis*
> *Conviva, est nobis testis Aristophanes.*

Forestus, encore, en bon disciple d'Hippocrate, a regardé l'éternuement comme avantageux dans les maladies graves, sauf les maladies de poitrine. « *Inter bona indicia in morbis exitialibus, exceptis his qui pulmonis exercent, recensuit Hippocrates. Securitatem enim polliceri videtur, si præcedente morbo supervenerit etiam si lœtalem alia signa declarent.* Et Forestus rappelle plus loin une observation de fièvre avec céphalalgie violente guérie par l'éternuement.

Déjà Scribonius Largus (*De compositionibus medicamentorum*, 1529), avait indiqué l'éternuement comme remède à certaines formes de migraine.

Au contraire, l'éternuement est d'un sombre pronostic « dans la phtisie, la phrénésie, la pleurésie, l'inflammation violente des organes abdominaux, chez les vieillards attaqués de vertige ou de cancer, chez les épileptiques, chez les individus sujets aux hernies, et enfin toutes les fois que cet acte est fréquent et dure assez longtemps pour laisser craindre la langueur, la syncope, violents maux de tête, hémiplégie, apoplexie, cécité, convulsions ».

Enfin, d'après Hippocrate, des éternuements fréquents doivent compter parmi les prodromes généraux des maladies, le coryza excepté. *Citra gravedinem, copiosæ in sanis sternutationes futurum morbum præsagiunt.*

Dans l'opinion courante, l'éternuement était en général considéré comme un signe précurseur de guérison. Les auteurs de l'époque sont d'accord pour expliquer ce préjugé populaire, né, pour eux, de cette remarque que l'éternuement est d'un bon augure dans les crises de typhus ou des fièvres putrides graves. Il annonce en effet le retour de la sécrétion propre des fosses nasales « tapissées de croûtes noires et sèches et de cette matière muqueuse qui, quelquefois réunie en lames compactes, remplit ces cavités. »

Les médecins de Breslau, en 1700, avaient observé l'éternuement dans la plupart des maladies régnantes, mais sans pouvoir exactement en préciser la valeur. Aussi Double, voulant éclaircir la question, déclare « qu'il s'est attaché depuis longtemps à l'étude clinique de ce symptôme » et il nous annonce : « qu'il est parvenu à distinguer les cas où l'éternuement est avantageux et ceux au contraire où il se montre funeste. »

Voici les propositions qu'il émet, sans autres preuves à la manière d'axiomes :

Quand l'éternuement a lieu dès le principe d'une maladie aiguë, avant la crise et sans complication d'affection catarrhale, on peut s'attendre que la fièvre sera longue et grave.

Au contraire, quand l'éternuement se manifeste pendant ou après la crise, même avec des signes peu favorables d'ailleurs, c'est toujours d'un bon augure.

L'éternuement est un bon signe dans les maladies avec prédominance de symptômes nerveux. L'éternuement ne se manifeste guère que lorsque les symptômes ataxiques ont perdu de leur intensité.

En général, on voit rarement éternuer les malades qui sont près de mourir, et au contraire on entend souvent éternuer ceux qui sont près de guérir.

Toutes ces opinions ne manquent pas aujourd'hui d'une certaine saveur. Et pourtant on constate avec étonnement qu'elles ne nous reportent que soixante-dix ans en arrière. Elles nous donnent du moins la satisfaction de marquer nos progrès, non dans l'observation, mais dans l'interprétation des faits. Nos anciens manquaient de la notion synthétique de l'acte réflexe — l'acte réflexe qui met l'éternuement à la merci d'influences diverses et sans relation, et lui enlève toute valeur spécifique.

CHAPITRE IV

Les sternutatoires.

Il était tout naturel que la thérapeutique s'inspirât des renseignements que lui fournissait la pathologie sur la valeur de l'éternuement. Si dans certains cas, l'éternuement est favorable, il faut le provoquer quand il se fait attendre. De là, l'emploi des sternutatoires ou ptarmiques (πταρμω, j'éternue) de la classe des errhins, classe qui comprenait l'ensemble des substances médicamenteuses destinées à être introduites dans la cavité des fosses nasales.

Les sternutatoires étaient conseillés dans les affections chroniques des yeux, de la face, de la tête ; pour produire des chocs propres à enrayer les maladies, arrêter le hoquet, crever les abcès de la gorge, favoriser l'expulsion du fœtus et du placenta, etc.

Schwilgué a étudié longuement les applications des sternutatoires. (*Matière médicale*, 1818, et Art. *Sternutatoires* du Dictionnaire en 60 volumes).

Suivant cet auteur, ils sont indiqués : pour rétablir la respiration suspendue — c'est d'ailleurs une méthode suivie journellement, dans les cas de syncope ou de lipothymie. Avant tout traitement énergique, quand il s'agit de secourir une personne qui se trouve mal, on commence d'abord par lui chatouiller l'intérieur du nez avec une barbe de plume, ou l'on place sous ses narines un flacon d'ammoniaque, de manière à provoquer sinon l'éternuement, du moins des mouvements respiratoires. On sait l'abus que faisaient autrefois les femmes nerveuses de leur flacon de sels anglais. Quoi qu'il en soit, il n'en est pas moins vrai que dans les syncopes graves, la sensibilité de la muqueuse pituitaire disparaît une des dernières et que son excitation possible doit être mise à profit.

Pour expulser les corps étrangers des voies aériennes; aujourd'hui encore, Poulet et Bousquet (*Pathologie externe*) recommandent l'emploi des sternutatoires dans le cas de corps étrangers du larynx, emploi d'ailleurs très rationnel en cette occasion, puisque c'est faire jouer à l'éternuement son rôle naturel, qui est un rôle de défense.

Ces deux grandes indications, posées par Schwilgué, sont les seules qui soient restées, car elles reposent sur des bases physiologiques. Avec les autres, qui sont nombreuses et diverses, nous tombons dans le domaine de l'empirisme aveugle et naïf.

Schwilgué recommande les sternutatoires pour prévenir l'invasion des maladies dangereuses. L'ellébore blanc a longtemps joui d'une grande réputation dans le traitement de l'amaurose. On pensait alors que l'irritation produite par lui sur la membrane de Schneider se transmettait par l'intermédiaire du filet nasal du trijumeau, sympathiquement jusqu'au ganglion ophtalmique et stimulait là les corps ciliaires frappés d'atonie. C'est probablement pour cette raison que le tabac passe pour « éclaircir la vue ».

On préconisait vivement les sternutatoires contre les céphalées et certaines « somnolences essentielles ». Charles IX fut, dit-on, guéri d'une céphalalgie intense par l'usage du tabac à priser. On disait merveille de la poudre de Saint-Ange contre les douleurs de tête. Récamier (*Journal des connaissances médico-chirurgicales*, 1835) eut à soigner un enfant de deux à trois ans, atteint de gourme, qui éprouva, après la disparition de cette dermatose, des maux de tête, de la somnolence, des vertiges, des étourdissements. Il conseilla de le traiter par sa poudre sternutatoire (car il en avait inventé une) à la dose de dix à douze prises pour commencer. Un écoulement nasal abondant se produisit bientôt et l'enfant cessa de souffrir de la tête. La médication n'avait troublé ni son appétit ni ses digestions.

D'ailleurs, on sait que nombre de personnes prisent du tabac pour se guérir de la migraine. Il est certain que l'irritation de la muqueuse, le flux nasal, et la secousse elle-même peuvent modifier favorablement une céphalée, mais ce que l'on peut affirmer, c'est que cette première prise, toute médicamenteuse, commence

une habitude qui devient un besoin et finit par dégé-
nérer en une véritable infirmité.

Oberstadt (*Bulletin de thérapeutique*, 1857), rapporte
la guérison d'un cas de surdi-mutité accidentelle par
l'usage d'une poudre sternutatoire. Il s'agissait d'un
garçon tailleur qui, arrêté par suite d'une méprise, fut
enfermé dans un cachot humide. « La frayeur le rendit
muet et l'humidité sourd. » Oberstadt lui fit mettre un
vésicatoire derrière l'oreille, prescrivit l'usage du
calomel, et une poudre sternutatoire.

« Un beau jour, après un éternuement, le patient
sentit un bouillonnement dans la tête et il recouvra
aussitôt l'ouïe. » L'histoire ne dit pas s'il recouvra, du
même coup, la parole... et la liberté.

Roger (*Bulletin de thérapeutique*, 1854), publia des
faits en faveur du traitement du choléra par les sternutatoires. Cette action lui avait été révélée par un singulier hasard. Un jour qu'il avait été appelé près d'un
cholérique à l'état grave, dans la période d'algidité, il
lui prescrivit 1 gr. 50 de poudre d'ipéca « en trois
prises. » Par suite d'une interprétation étrange, on
introduisit le remède dans les narines du patient qui
fut pris aussitôt d'éternuements répétés et violents. A
la suite de ces secousses, il y eut une réaction franche
et ce fut le salut du malade.

On a encore quelquefois prévenu les attaques d'hystérie ou d'épilepsie à l'aide de poudres sternutatoires.

Félix Plater avait en effet remarqué que la crise
d'épilepsie se termine assez souvent par un éter-

nuement : « *Sternutatio ut casum epilepticum interdum præcedit, ita nonnunquam eumdem finit.* » De là l'idée de faire éternuer l'épileptique qui a une attaque, pour hâter sa délivrance.

Récamier, de son côté, ayant observé que chez une jeune fille épileptique, les attaques étaient précédées de lourdeurs de tête, d'étourdissements, de vertiges, de tintements d'oreille et de troubles de la vue, pensa que ces symptômes pénibles disparaîtraient sous l'influence de sa poudre sternutatoire. Il en fit prendre et il advint, en effet, que les crises nerveuses s'éloignèrent de plus en plus.

Guersant, enfin, est d'avis que les sternutatoires devaient être employés pour « éclairer un diagnostic » dans les cas de lésions de l'encéphale ou du poumon. Il cite des cas où la secousse de l'éternuement, en développant une douleur dans certains points du crâne, a pu mettre sur la voie de la localisation d'une tumeur cérébrale ou d'un abcès du cerveau.

Les sternutatoires étaient contre-indiqués quand l'effort était à redouter, c'est-à-dire dans les cas « de hernies irréductibles, de prolapsus de l'utérus, d'anévrismes ou de dispositions apoplectiques », défendus pour les mêmes raisons « aux femmes grosses, aux blessés qui ont des fractures ou des plaies saignant facilement, et d'une façon générale, aux sujets pléthoriques et à ceux qui ont facilement des épistaxis ».

On avait divisé les sternutatoires en plusieurs ordres :

Les sternutatoires mécaniques; les sternutatoires aromatiques, feuilles de sauge, de marjolaine, de lavande, de thym; les sternutatoires encéphaliques, le tabac et le camphre; les sternutatoires âcres, l'euphorbe, le verâtre, l'ellébore, l'asarum, le muguet; et enfin les sternutatoires salins, sel commun, sel ammoniac.

Et voici la formule de quelques-unes de ces poudres si employées jadis :

La poudre du Codex, appelée encore poudre capitale, tabac céphalique, était ainsi composée :

       Feuilles sèches d'asarum ;

       Feuilles sèches de bétoine ;

       Feuilles sèches de marjolaine ;

       Poudre de fleurs sèches de muguet ;

et celle-ci, de l'ancien formulaire de l'Hôtel-Dieu, excellente « contre les affections soporeuses » :

       Feuilles sèches de marjolaine ;

       Poudre de racines sèches d'Iris de Florence ;

       Poudre de fleurs sèches de muguet.

La poudre capitale de Saint-Ange était la plus connue :

       Poudre de feuilles sèches d'asarum ;

       Poudre de feuilles sèches de verveine ;

       Poudre de feuilles sèches de bétoine ;

et enfin celle de Récamier qui lui valait de si beaux succès :

       Poudre de feuilles de bétoine } aa 32 gr.
       Poudre de feuilles d'asarum }

       Poudre d'ellébore : 4 gr.

Tout cela est bien oublié aujourd'hui et ce chapitre de la thérapeutique d'autrefois est un de ceux qui ont le plus vieilli.

La thérapeutique de nos jours, s'inspirant d'analyses physiologiques et pathologiques, exactes, minutieuses, cherche davantage à s'orienter dans la multitude infime des effets, pour atteindre et combattre les causes morbides elles-mêmes. Combien d'autres formules sont condamnées aussi à disparaître, à mesure que s'affirme davantage la médication pathogénique !

CHAPITRE V

Signification de l'éternuement chez les différents peuples

L'éternuement a cette singulière fortune d'avoir une histoire, et c'est une véritable étude de mœurs que de suivre depuis l'antiquité jusqu'à nos jours les usages et les superstitions qu'il a engendrés.

Disons-le tout de suite, partout on salue les gens qui éternuent, et ce qui rend par-dessus tout cette coutume digne d'intérêt, c'est qu'elle n'apparaît pas comme une simple tradition transmise avec les autres selon le courant des races. Elle ne dérive pas de quelque légende locale, née elle-même du hasard, vivante encore parce qu'elle a plu et que les poètes l'ont célébrée.

Non, c'est une coutume presque universelle. On la retrouve en effet à peu près partout, au bas et au sommet de la civilisation, chez les races les plus étrangères les unes aux autres, aussi bien chez les Grecs et chez les Romains et dans nos pays, que chez les populations barbares de l'Afrique centrale et des îles perdues de l'Océan Pacifique.

La superstition, qui ouvre l'histoire de tous les peuples, nous explique cette similitude de mœurs sur un point de la vie humaine si particulier et si futile. Partout on l'a considéré comme un phénomène mystérieux, et partout celui qui éternue est l'objet de manifestions spéciales.

Chez les Romains, on disait à ceux qui éternuaient : *Ab Jove salve*, que Jupiter vous conserve.

Chez les Grecs Ζηθι, puissiez-vous vivre; Ζευ σω σον, que Dieu vous sauve.

Pline raconte que l'empereur Tibère exigeait que les passants le saluassent quand il lui arrivait d'éternuer dans sa litière.

Aristophane, dans les Oiseaux, dit que l'éternuement est un oiseau, ορνις signifiant à la fois oiseau et présage. On le regardait en effet comme un présage, une sorte de divinité familière, un oracle que l'on portait avec soi, et qu'il fallait honorer quand il se manifestait. Nous regardons l'éternuement comme un dieu, dit Aristote, τον πταρμον θεον ηγουμεθα.

Polymnis, dans Plutarque, prétend même que le fameux démon de Socrate n'était autre que les éternuements qui lui venaient aux heures d'indécision.

Il avertissait en effet sur le parti à prendre, il annonçait le bien ou le mal, et il était urgent de le conjurer par quelque formule quand il était de mauvais augure. Car on distinguait de bons et de mauvais éternuements.

Un éternuement entendu à droite était d'un pronostic favorable, fâcheux au contraire à gauche. Heureux présage entre midi et minuit, funeste de minuit à midi. Heureux encore quand la lune était dans les signes du Taureau, du Lion, de la Balance, du Capricorne ou des Poissons. Il était particulièrement pernicieux quand on sortait du lit ou de table. Il fallait alors s'y remettre et tâcher de dormir ou de manger pour rompre le mauvais sort. Les éternuements d'un esclave étaient au contraire considérés comme toujours néfastes, aussi le malheureux ne recevait-il pour tout compliment qu'une volée de coups de bâton.

Les anecdotes sont nombreuses où l'éternuement a joué un rôle parfois considérable.

Celle-ci est tirée d'Homère : Au milieu des prétendants, Pénélope implorait le retour d'Ulysse, quand on lui annonça qu'un vieux mendiant demandait à la voir. Au même instant Télémaque « eut un éternuement terrible dont la maison tout entière retentit » et Pénélope s'empressa de faire entrer l'étranger, car c'était d'un heureux présage. (*Odyssée*, chant XVII).

Hérodote rapporte comment Hippias, fils de Pisistrate, eut le funeste pressentiment de sa fin prochaine. Au moment où il partait combattre les Grecs, il éternua avec une telle violence qu'une dent lui sauta hors de la bouche. Il s'attrista de cet augure, et en effet il fut tué dans la lutte.

Thémistocle, d'après Plutarque, dut se résigner à sacrifier trois jeunes et nobles otages qu'il voulait sauver, parce qu'un éternuement se fit tout à coup entendre à gauche, et que ses soldats, y voyant un avertissement du ciel, réclamèrent leur mort à grands cris.

Xénophon, au cours de l'expédition des Dix Mille, haranguait vainement ses troupes pour les détourner de traiter avec les Perses. Mais un éternuement retentit tout à coup, et les soldats, d'un seul mouvement, s'inclinèrent devant le dieu (προσεκυνησαν τον θεον) et se rangèrent à l'avis de l'orateur (Anabase).

Les poètes grecs et latins avaient fait de l'éternuement un heureux présage d'amour. Ils disaient d'une jolie personne que les Amours avaient éternué à sa naissance : Les Amours ont éternué pour Sinikidas (Théocrite). — Heureux époux, dit encore Théocrite à Ménélas dans l'Epithalame d'Hélène, quand tu vins à Sparte quelque dieu éternua sans doute pour faire réussir ton mariage !

De même Properce, après avoir énuméré toutes les perfections de sa maîtresse Cynthie, s'écrie :

Nisi tibi nascenti, et primis, mea vita, diebus
Candidis argutum sternuit omen amor ?

Ces usages se conservèrent chez les successeurs des Grecs et des Romains. Pourtant les pères de l'Eglise font leur procès. A l'exemple de Cicéron, saint Augustin s'élève contre ces superstitions ridicules dans son sermon sur les Augures.

Saint Clément d'Alexandrie considère l'éternuement comme une infirmité de notre nature dont il faut cacher le spectacle à nos supérieurs. Mais les devins et les sorciers en font un moyen de prédiction ainsi qu'en témoignent Delrio (*Controverses et Recherches magiques*) et Pierre de Massé dans son livre sur l'Abus et tromperie des devins et sorciers. On voit oncore dans les *Generaciones y semblazas*, de Perez de Gusman, que le fameux Enrique de Villena « se laissa entraîner à quelques vils et faciles moyens de deviner les songes et éternuements et signes, et autres telles choses qui à un prince royal et moins encore à un catholique et fervent chrétien ne seyaient ».

Mais peu à peu la superstition s'évanouit. On finit par regarder l'éternuement bien en face, sans terreur, comme quelque chose de très ordinaire et de très inoffensif. Seul, l'usage du salut persista et ce qui était une formule superstitieuse ne devint plus qu'une formule de politesse.

Aujourd'hui, chez nous, c'est une habitude qui disparaît, comme tant d'autres, presque abandonnée, même dans les campagnes où les traditions meurent moins vite. On garde cependant encore, pour s'en servir à l'occasion, le souvenir des nombreux compliments dont on saluait jadis les gens qui éternuent :

La plus connue est : Dieu vous bénisse, et l'on répond : Merci ! On dit encore : A vos souhaits... Merci ! ou bien : Dieu vous bénisse, avec sa grande bénissoire. Ici les réponses sont très variables. On fait même des plaisanteries, par consonnance, comme celle-ci : Et vous fasse le nez gros comme ma cuisse ! Comme on le voit on peut changer à l'infini. A vos souhaits,

belle rose. — Je vous salue bel esprit, et ces deux sui-
vantes, tout à fait XVIIIe siècle : Je salue vos grâces.
— Les vôtres les surpassent. — Je salue celui qui se
promène sur le rempart de votre cœur, avec cette
réponse : Mon cœur est un trop petit objet pour qu'on
puisse s'y promener.

En Italie, quand on éternue, on dit : Salut, prospérité,
cent ans de vie, un fils mâle... etc., et autre prédic-
tions.

Telles sont les traditions que nous ont transmises
les anciens. Ce n'est pas sans étonnement que nous
retrouvons de semblables mœurs, implantées de tout
temps et spontanément écloses, chez des populations
sauvages qui n'ont pu les recevoir que d'elles-mêmes.

L'auteur de l'histoire de la conquête de Floride,
rapporte que cette politesse était établie dans le nouveau
monde quand les Espagnols y pénétrèrent. Un cacique
ayant un jour éternué en présence d'un chef espagnol,
on vit les Indiens de sa suite s'incliner devant lui et
prier le soleil d'être toujours avec lui.

Au Monomotapa, contrée de l'Afrique Australe,
quand le roi éternue, tous ceux qui se trouvent dans
sa résidence en sont informés par certains signaux
convenus et tous crient : « Vive le roi ! »

A Sennaar, en Nubie, dès que le roi éternue, les
courtisans lui tournent le dos en se donnant de la
main une claque sur la fesse droite.

Au contraire, aux îles Tonga, perdues dans l'im-
mensité de l'Océan Pacifique et qui n'ont été décou-

vertes que de nos jours, en 1838, l'éternuement est regardé comme un présage sinistre quand il s'agit de prendre quelque délibération importante.

Actuellement sur toute la côte orientale d'Afrique, l'éternuement appelle, comme chez les Européens, une invocation ou un souhait. Les Swahilis de Zanzibar, population métissée de nègres et d'Arabes disent : *Afia!* ce qui veut dire santé, et ajoutent souvent cette formule religieuse : Dieu soit béni (*Bark Allah*). Chez les vrais nègres du Gabon, la politesse exige que les inférieurs de celui qui éternue fassent des vœux pour sa santé.

En Algérie, les Arabes de la haute société s'écrient : *Rahmouk-el-lah*, ce qui veut dire : « Dieu vous donne une bonne santé — à quoi l'on répond : *I Rahmek el lah !* (Dieu vous le rende). Les Hébreux disent : *Toubim*, que votre existence soit heureuse, — *Toub lakh!* (que Dieu vous le rende). Les Juifs et les Arabes vulgaires : *Traiche* (que Dieu vous prête vie), et ils répondent, *Sahah*, merci. Au Dahomey, enfin, et dans toute la région du Niger, les nègres saluent celui qui éternue et lui disent : « Que cela te fasse du bien au ventre. » Les satisfactions du ventre représentent pour eux la félicité parfaite.

Ces constatations que nous n'avons malheureusement pu étendre suffisent cependant pour nous éclairer sur la signification de l'éternuement chez les différents peuples, qui tous en font un mystérieux symbole.

Une question se pose maintenant. Pourquoi cette universalité, cette unanimité dans l'appréciation d'un phénomène naturel, pourquoi cette importance attachée à ce mince détail de l'économie humaine ? L'éternuement n'a rien de particulièrement vital, rien qui puisse révéler l'essence même de la vie. C'est un acte fugitif, inconstant, sans conséquences. Le hoquet, l'éructation, ont tout autant de valeur physiologique, et pourtant ils n'ont point eu le même sort. On pourrait en dire autant du *deus crepitus* des Romains, divinité qui n'eut guère d'autels qu'à Rome. Pourquoi donc l'éternuement a-t-il mérité tant d'honneurs ?

La légende de Prométhée en propose une explication. Lorsque Prométhée eut achevé sa statue d'argile, il ne lui restait plus qu'à lui donner le mouvement. Alors, guidé par Pallas, il alla remplir un flacon de quelques rayons de soleil et le déboucha sous le nez de la statue pour lui faire respirer ces émanations de la grande source de vie. La statue se mit à éternuer. Alors Prométhée, ravi, lui dit : « Bien te fasse ! » La statue était devenue l'homme, et l'homme se souvenant de l'invocation dont Prométhée avait salué son premier acte de vie, l'a transmise à ses descendants, qui l'ont fidèlement conservée.

Tout aussi fantaisiste est l'explication des rabbins qui ont commenté la Bible. Avant Jacob, on ne pouvait éternuer qu'une fois dans sa vie, car Dieu avait décrété que tout homme qui éternuerait, mourrait. Mais Jacob supplia le Seigneur de l'avertir autrement de sa mort, et en effet, il lui arriva d'éternuer sans mourir. Il remercia aussitôt Dieu, et de là est venue la coutume, quand on éternue, de faire des actions de grâce pour la conservation de la vie.

Pour Aristote, l'éternuement vient du cerveau et on salue pour honorer la partie la plus sacrée du corps humain, le siège du bon sens et de l'esprit.

Montaigne est du même avis : « Nous faisons cet honneste accueil à cette espèce de vent, parce qu'il vient de la teste et qu'il est sans blasme. » (*Livre IV.*)

Il est enfin une opinion assez répandue qui fait remonter l'expression actuelle : Dieu vous bénisse à 1353, époque où sévissait en France une peste d'une extrême violence dont les premiers symptômes consistaient en des éternuements réitérés. On jetait alors pour le malheureux, menacé du terrible fléau, cet appel à la protection divine.

Nous n'avons pas besoin de dire que toutes ces histoires n'expliquent rien et font plutôt sourire. Pour nous, il nous paraît impossible de rattacher à un événement quelconque cet usage si ancien et si commun, et il nous paraît préférable d'en rechercher la cause dans le phénomène lui-même.

Il nous suffira d'analyser la sensation assez complexe qui constitue l'éternuement. L'homme qui va éternuer interrompt le mot commencé. On dirait qu'il se recueille, tout entier au picotement singulier qui chatouille ses narines. Les yeux se ferment, les idées deviennent confuses, la notion des choses se perd, il semble que l'on s'en va dans une inspiration qui monte, lente et profonde. Il y a un instant de légère angoisse, une sorte de court vertige, on se demande si cela va finir, quand tout à coup une expiration brusque et sonore vous ramène à la vie extérieure, et l'on n'est pas sans en éprouver quelque bien-être. Marmontel, fait allusion quelque part à cette sorte de recueillement précédant l'expiration libératrice, en parlant « de ces éternuements qui vont venir et qui ne viennent jamais ». Nous connaissons des personnes qui recherchent cette sensation avec plaisir.

Et puis, à tout prendre, le bruit de l'éternuement a quelque chose de singulier. Il se décompose en réalité en deux. C'est un bruit articulé, c'est un mot à deux syllabe que le vulgaire « atchoum ! » traduit assez bien.

Avec ces notions, il nous est facile d'expliquer pourquoi nos premiers ancêtres, les peuples primitifs, disposés à voir le surnaturel dans tout ce qui les étonnait, ont fait de l'éternuement, phénomène bizarre dans sa forme, un acte mystérieux et divin. Nous regardons l'éternuement comme un dieu, dit Aristote. C'est en effet un phénomène qui, par sa brusquerie, par son intensité particulière, échappe à la volonté. Il commande l'attention, il a quelque chose d'irrésistible, d'impératif. C'est un ordre venu d'en haut. Cet état indéfinissable du début, n'est-ce pas le dieu qui s'annonce, comme sur le trépied de la Pythonisse ? Le bruit, cette sorte de mot, n'est-ce pas le dieu qui parle ?

Il fallait bien remercier ou conjurer l'oracle familier qui se manifestait ainsi. De là cette invocation, d'abord superstitieuse, devenue peu à peu une simple formule de politesse.

Nous donnons notre explication pour ce qu'elle vaut. On dira peut-être que c'est voir bien des choses extraordinaires dans un phénomène tout simple. Si simple qu'il soit, il n'en est pas moins vrai qu'il a étonné nos ancêtres. C'est d'ailleurs ce qui a motivé cette étude, c'est aussi, nous l'espérons, ce qui la justifiera.

CONCLUSIONS

I. — L'éternuement est un réflexe respiratoire dont la voie centripète est le rameau ethmoïdal du nerf nasal de la branche ophthalmique du trijumeau.

L'éternuement d'origine oculaire est dû à l'excitation des nerfs ciliaires.

II. — L'éternuement est un symptôme du coryza, de la coqueluche, de la fièvre de foin, de l'asthme.

Les éternuements spasmodiques peuvent être causés par des lésions nasales (névroses réflexes d'origine nasale) ou être purement névropathiques.

III. — On attachait autrefois une grande importance à l'éternuement au point de vue séméiologique.

IV. — Les sternuatoires ont été jadis très employés.

V. — L'éternuement a engendré des superstitions et perpétué des usages. L'explication doit en être cherchée dans l'analyse du phénomène lui-même.

———

www.ingramcontent.com/pod-product-compliance
Ingram Content Group UK Ltd.
Pitfield, Milton Keynes, MK11 3LW, UK
UKHW021123140726
13695UKWH00004B/1666